ATTAQUE,

DÉFENSE
ET REDDITION
DE LA BASTILLE.

Du 14 Juillet 1789.

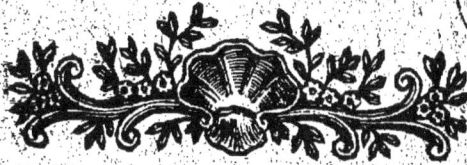

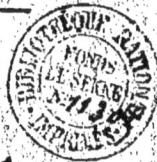

A PARIS,

Chez {

BRUNET, Libraire, place du Théâtre
Italien, & à l'entrée de la Salle de
l'Assemblée Nationale.

DESENNE, Libraire, au Palais-Royal.

1789.

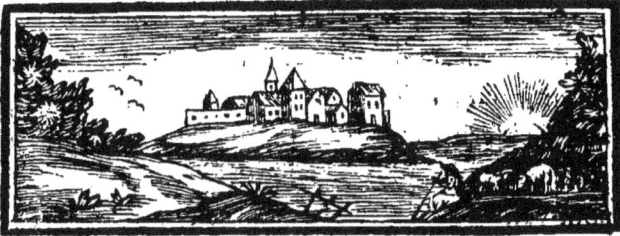

DISSOLUTION

DE

LA BASTILLE.

LE 12 juillet 1789, la révolution a commencé dans Paris fur les fept heures du foir : les bourgeois commencerent à prendre les armes, en s'affemblant dans différens quartiers.

Le 13, M. le marquis de Launai, gouverneur de la Baftille, fit prendre les armes fur les deux heures du matin à la compagnie des bas-officiers qui y étoient en garnifon, & les fit entrer dans l'intérieur, avec 32 hommes des Suiffes du régiment de Salis-Samatte, qui étoit à la Baftille depuis quelques jours. Et il fit fermer les portes de leur quartiers, où la compagnie laiffa tous fes effets.

La garnifon refta dans l'intérieur ; l'on mit des factionnaires dans tous les endroits où M. le gouverneur crut qu'il étoit néceſſaire, & 12 hommes furent commandés pour monter ſur les tours, afin d'obſerver ce qui ſe paſſoit en dehors ; il fit paſſer deux bas-officiers invalides, ſans armes, pour veiller à l'ouverture & à la clôture des portes donnant ſur l'arſenal & ſur la rue Saint-Antoine. Ces deux bas-officiers furent arrêtés & conduits à la ville, dès le mardi matin quatorze, après bien des dangers courus, des motions bien vives faites à leur ſujet par le peuple ; ils obtinrent enfin leur liberté, & ſont préſentement à l'hôtel.

La compagnie paſſa cette journée fort tranquille, à l'exception de diverſes troupes d'individus qui, en paſſant, leur tenoient de mauvais propos.

Entre onze heures & minuit, l'on tira ſept coups de fuſil à balles ſur les factionnaires, qui étoient ſur les tours ; ce qui cauſa une petite alarme. M. le gouverneur, entendant crier aux armes, monta ſur les tours, accompagné de pluſieurs bas-officiers, pour voir ce que ce pouvoit être ; on lui rendit compte de ce qui venoit de ſe paſſer, il reſta environ une demi-heure ; n'entendant plus rien, il deſcendit avec les hommes qui étoient montés avec lui.

Le 14, ſur les dix heures du matin, trois particuliers vinrent à la grille, & dirent au nommé Bernard, bas-officier, qui étoit ſans armes, qu'ils vouloient parler à M. de Launai & à l'état-major ; le bas-officier les conduisit au petit pont-levis de l'avancée , & fit dire au gouverneur & à l'état-major que trois particuliers , se disant députés de la ville , accompagnés d'une grande multitude , les demandoient.

M. de Launai & l'état-major se présenterent à l'avancée , & on fit baisser le petit pont ; mais voyant la foule immense qui suivoit ces députés, le gouverneur leur dit, qu'ils ne pouvoient entrer que trois ; qu'il alloit faire sortir six bas-officiers pour otages , qui resteroient avec le peuple , jusqu'au moment où les trois députés sortiroient de la Bastille. Ces trois députés étant entrés jusques dans le gouvernement , y resterent une bonne demi-heure : l'on ignore ce qu'ils ont dit.

Ils étoient encore dans le gouvernement , lorsque M. de la Rozieres , avocat, entra aussi , escorté & suivi de beaucoup d'invidus de toutes classes, dans la cour du passage vis-à-vis le pont de l'avancée , & aussi-tôt que les trois premiers députés furent sortis, M. de la Rozieres parla à M. le gouverneur en ces termes:

« Je viens , monsieur , au nom de la nation &
» de la patrie , pour vous représenter que les
» canons qu'ils voient braqués sur les tours de la
» Bastille leur donnent beaucoup d'inquiétude ,
» & répandent l'alarme dans tout Paris ; je vous

A 3

» supplié de les faire descendre ; j'espere que
» vous voudrez bien acquiescer à la demande que
» je suis chargé de vous faire ».

Sur quoi le gouverneur lui répondit, que cela
n'étoit pas en son pouvoir ; que de tout tems ces
pieces avoient été sur les tours, & qu'il ne pouvoit acquiescer à sa demande qu'en vertu d'un
ordre du roi ; qu'il avoit été instruit du trouble
que cela causoit dans la nation, & que n'étant
pas possible de les ôter de dessus leurs affûts, il les
avoit fait reculer & ôter des embrasures.

M. de la Rozieres demanda au gouverneur la
permission d'entrer dans la cour de l'intérieur, &
de monter sur les tours, pour voir par lui-même,
afin qu'il pût en rendre un compte juste à la ville
& au peuple de sa division ; ce qui lui fut accordé
sur le champ. Etant descendu avec M. le gouverneur, qui l'avoit accompagné, il dit à haute voix,
dans la cour, en présence de l'état-major, & des
bas-officier qu'il étoit très-content, & alloit de
suite en rendre compte ; qu'il étoit persuadé que
l'on ne refuseroit pas de donner une garde bour-
geoise, pour garder avec la compagnie la Bastille.
Il rentra dans le gouvernement avec M. de Launai.

Le peuple qui étoit dehors commençoit à s'im-
patienter de voir qu'il ne sortoit pas ; crioit à
haute voix : que l'on nous renvoye notre député, par
plusieurs reprises : à ces cris, M. de la Rozieres,

mit la tête à la fenêtre qui donne fur le pont de l'avancée, & leurs dit : Mes enfans, un peu de patience, je fuis à vous dans le moment, ce qui calma les efprits : un inftant après il fortit, en difant au gouverneur que l'intention du peuple n'étoit pas d'attaquer la Baftille. Mais une demi-heure après, entre midi & une heure, quelle fut la furprife du gouverneur, & de l'état-major, de voir arriver le peuple en foule, armé de fu-fils, fabres, épées, haches, piques & halebardes, en criant : nous voulons la Baftille, nous vou-lons la Baftille ; en s'adreffant aux bas-offi-ciers qu'ils voyoient fur les tours, à quoi, les officiers & bas-officiers ne leur répondirent, qu'en leur faifant des repréfentations honnêtes, qu'ils les prioient de fe retirer, en leurs faifant con-noître les dangers qu'ils couroient ; malgré toutes les repréfentations, le peuple étoit obftiné. Deux d'entr'eux monterent fur le petit mur qui étoit à côté du corps-de-garde de l'avancée, & pafferent fur le toit de ce corps-de-garde, enfuite fur le petit pont-levis, & un de ces deux, nommé Tournay, ci-devant foldat au régiment Dauphin, effayant de caffer les chaînes à coups de haches, & ne pouvant y réuffir, étant à califourchon fur une des branches du pont, il fe laiffa glier le long de la chaîne qui pendoit dans l'intérieur de la cour de l'avancée, ou étant parvenu, il entra dans le corps-de-garde , croyant y trouver les clefs ; mais elles étoient dans l'intérieur du château ; il fit fauter les ferrures & les verroux , & baiſſa les deux ponts de l'avancée ; ce qui obligea la troupe à leur dire fermement de fe retirer, fans quoi l'on feroit obligé de faire feu fur eux ; mais ce peuple , content d'avoir réuſſi dans fa premiere entreprife , & croyant avoir la même réuſſite à la feconde, entra en foule , en courant au fecond pont , & fit une décharge de mouſqueterie fur les bas-officiers qui étoient fur les tours.

Cette attaque obligea la troupe à faire feu fur eux , pour les empêcher d'abattre le fecond pont , comme ils avoient fait le premier ; la décharge de mouſqueterie, qui fut faite par les bas-officiers fur le peuple , lui fit prendre la fuite en fe retirant en défordre ; une grande partie fous la voûte de la porte de bois , dans la cour de l'orme , & fous la voûte de la grille , où ils ont fait un feu continuel fur la garniſon , n'ofant plus s'approcher pour attaquer le fecond pont....

Entre les 3 & 4 heures après midi , l'on entendit battre la caiſſe qui venoit par le côté de l'arſenal , avec des cris & des exclamations terribles ; de fuite l'on apperçut un drapeau , efcorté par une foule immenfe de citoyens armés ; ce drapeau refta dans la cour de l'orme avec une partie du peuple qui l'efcortoit ; & l'autre partie entra

dans la cour, nommée la cour du paſſage ; ceux-ci
voulurent venir juſques dans la cour de l'avancée
qui eſt entre les deux ponts, en criant de ne pas
faire feu ſur eux, que c'étoit un drapeau & des
députés de la ville qui vouloient parler au gouverneur, qu'ils le prioient de deſcendre.

Le gouverneur & les bas-officiers qui étoient
ſur les tours, leur crierent de faire avancer leur
drapeau & les députés ; que le peuple reſtât dans
la cour du paſſage ; au même inſtant un bas-officier, nommé Guyot de Fléville, pour leur prou-
ver que leur intention n'étoit pas de faire feu ſur
eux, retourna ſon fuſil le canon bas, & la croſſe
haute, criant à ſes camarades d'en faire autant,
ce qui fut exécuté par toute la garde du château,
qui leur cria : ne craignez rien nous ne ferons pas
feu : reſtez où vous êtes, & faites avancer votre
drapeau & vos députés ; le gouverneur va deſcendre pour leur parler, l'on va baiſſer le petit
pont de l'intérieur pour les faire entrer, & nous
ſortirons ſix bas-officiers pour otage & ſûreté de
vos députés. A force de prieres & de ſupplications
de la part des bas-officiers, le peuple reſta dans
ladite cour de l'extérieur ou du paſſage, d'où ils
ont pu voir tous les bas-officiers qui étoient ſur
les tours, la croſſe du fuſil haute, qui leur fai-
ſoient les mêmes répétitions.

Les députés avec leurs drapeaux, reſterent dans

ladite cour environ dix minutes sans vouloir
avancer pour parler au gouverneur, malgré toutes
proteftations, & promeffes des bas-officiers, qui
leur crioient à haute voix d'avancer & d'entrer
dans l'intérieur pour s'expliquer, qu'ils ne rif-
quoient rien, que la compagnie répondoit d'eux
fur leurs têtes; mais quel fut l'étonnememt du
gouverneur, quand il vit que MM. les deputés,
bien loin d'accepter les propofitions, fe retirerent
dans la cour de l'orme, où ils refterent l'efpace
d'un quart d'heure, foit à fe confulter ou à écou-
ter les cris de la compagnie qui leur difoit de ne
pas s'en aller, & de venir s'expliquer avec le
gouverneur.

Ces prétendus députés en s'en allant, n'emmenerent avec eux, que très-peu de monde pour
efcorte, un très-grand nombre refta, qui rem-
pliffoit les trois cours de l'orme, du paffage & du
gouvernement; & à l'inftant ils s'avancerent en
foule pour attaquer le fecond pont, dans l'intention de l'abattre comme ils avoient fait du premier; la troupe leur cria du haut des tours de
ne pas avancer plus loin, qu'ils s'expoferoient à
périr ; que, s'ils s'obftinoient d'avantage, l'on
alloit faire feu fur eux ; mais ceux-ci ne vouloient
rien entendre & s'avançoient toujours : voyant
cette obftination, M. le gouverneur ordonna de
faire feu, les voyant en devoir de forcer le fecond

pont, ce qui fut exécuté ; à l'inftant ces gens fe difpercerent, & plufieurs refterent fur la place.

Après cette attaque, M. le gouverneur dit à la compagnie. Nous devons croire, meffieurs, que ces députés & ce drapeau ne font point envoyés de la ville ; c'eft un drapeau que le peuple a pris dans quelque endroit, & ils fe fervent du nom de la ville pour nous féduire ; s'ils étoient vraiment députés, ils n'auroient pas héfité d'entrer pour me faire part des intentions de la ville, fur les promeffes que vous leur avez faites, ce font des gens qui cherchent à nous furprendre & à nous piller.

Les affiégeans fe retirerent pour la feconde fois dans les endroits où ils s'étoient retirés après la premiere décharge, & continuerent à faire feu fur la troupe qu'ils voyoient fur les tours, & fe mirent en devoir de vouloir enfoncer les portes du quartier à coups de haches ; n'y pouvant réuffir, vu le feu que les bas-officiers faifoient fur eux, ils abandonnerent lefdite portes, & furent caffer celle de derriere, pillerent & ravagerent tout le quartier.

A quatre heures & demie, ils emmenerent trois voitures de paille, qui fervirent à mettre le feu au corps-de-garde de l'avancée, au gouvernement & aux cuifines du gouverneur : c'eft dans ce moment que l'on a mis le feu à une petite pièce de canon chargée à mitraille, qui étoit braquée sur le pont de l'avancée, nommée la petite suédoise, qui est le seul coup de canon que la bastille ait tiré pendant tout le combat, qui a duré cinq heure, ne s'étant jamais défendu qu'avec leurs fusils. Quelle étoit donc leur intention, en mettant le feu dans ces trois endroits ? ils ne prévoyoient donc pas que cela leur étoit plus préjudiciable qu'avantageux, attendu que s'il y avoit eu assez de troupes, de munition & des vivres pour en soutenir le siége, les assiégés auroient été obligés d'abattre eux-mêmes à coups de canons, le gouvernement, leurs quartiers, les portes & voûtes du côté de la porte de bois qui communique à l'arsenal, la voûte du côté de la grille & bien d'autres maisons des environs, qui sont très-préjudiciables dans un siége, en servant de retraite aux ennemis ; en un mot le feu ne pouvoit porter aucun préjudice à la Bastille ; au contraire, cela formoit un rempart qui rendoit le second pont inaccessible & imprenable.

Mon raisonnement est donc bien juste, puisqu'ils ont été obligés d'avoir recours aux canons & aux gardes - françoises, qui ont fait placer dans la cour de l'orme deux pièces de 4 & une de 16. Plus, à la porte de communication, pour aller à l'arsenal, sur le derriere, deux pièces de 4 : tout cela étoit très-insuffisant pour faire rendre la

Baſtille, ſi la troupe qui y étoit, eût été commandée pour ſe défendre, & qu'elle eût eu des munitions & des vivres, & que les canons, de la place fuſſent montés ſur des affûts mouvans, au lieu de l'être comme ils étoient, ſur des crapauds ou affûts de marine, ce qui les rendoient hors d'état de pouvoir les mouvoir à volonté.

Une piece de canon de 12, qui a été placée dans la grande allée de l'arſenal, a fait plus de mal elle ſeule que toutes les autres ; du premier coup qu'elle a tiré, elle a abattu une partie d'une cheminée, qui étoit près de la Sainte-Barbe.

La troupe qui étoit pour la défenſe de la Baſtille étoit en trop petit nombre, pour défendre un fort auſſi conféquent, contre 60 à 80 mille hommes ; voici ce qui compoſoit la garniſon : 82 bas-officiers, 32 Suiſſes ; fait en totalité 114 hommes qui, depuis 48 heures étoient ſans vivres & ne combattoient qu'avec regret.

Il eſt certain qu'une troupe qui reſte 48 heures ſans vivres, & qui eſt forcée à ſe battre contre la nation, ne travaille pas avec le même zele & le même courage, que quand elle ſe bat contre l'ennemi de la couronne & de la nation.

Je ne dois pas oublier de citer les nommés Ferrand & Becard, bas-officiers, qui ont empêché le plus grand malheur. Sur les cinq heures du ſoir, M. le marquis de Launai, voyant qu'il

ne pouvoit plus long-tems contenir le siége,
faute de vivres, résolu de mettre le feu à la
sainte-barbe & à la tour de la liberté ; & il y
avoit dans ladite tour 250 barriques de poudre
de 120 livres chaque, ce qui auroit imman-
quablement fait sauter une partie du faubourg
S. Antoine, la paroisse S. Paul, en un mot,
une grande partie de la ville, si les deux bas-
officiers ne l'eussent empêché d'exécuter son
dessein, en le forçant de mettre bas la meche
& de se retirer.

M. le gouverneur n'ayant pu réussir dans son
projet, demanda à la garnison quel parti il y
avoit à prendre, & dit qu'il vaudroit autant se faire
sauter que de s'exposer à être egorgé par la
populace, en rendant le fort, à la fureur de la
quelle l'on ne pouvoit échapper ; qu'il étoit d'avis
que l'on remontât sur les tours pour continuer de
battre ; & si toutefois l'on étoit forcé de se
rendre, qu'il ne voyoit d'autres moyens que de
mettre le feu à la sainte-barbe & à la tour de
la liberté.

Sur quoi la troupe lui repondit qu'il n'étoit
pas possible de se battre plus long-tems, les
pieces de canons de dessus les tours n'étant
pas maniables, étant sur le point de manquer
de balles, selon la déclaration qu'il avoit faite lui-
même, n'ayant point de boulet de calibre, &

pas de vivres ; que l'on préféroit à être livré à
la fureur du peuple, & perdre la vie, plutôt que
de faire périr une grande partie des citoyens
de la ville; qu'il étoit plus à propos de faire
monter le tambour fur les tours pour appeller
& arborer le drapeau blanc, & demander à
capituler.

M. le gouverneur répondit qu'il n'avoit pas
de drapeau; qu'il alloit donner un mouchoir blanc;
que des bas-officiers montaffent fur les tours
avec le tambour , & qu'ils fiffent appeller.

Les nommés Rouffet & Roulard y monterent
avec le tambour, ils arborerent le drapeau, &
firent trois fois le tour de la plate-forme,
rappellant, ce qui dura une demi-heure; ce-
pendant le peuple faifoit un feu continuel, fans
faire attention au drapeau ni au rappel; un
quart d'heure après que les bas-officiers & le
tambour furent defcendus, les affiégeans voyant
que l'on ne faifoit plus feu d'aucune part dans
la baftille, s'avancerent en faifant des décharges
jufqu'au pont de l'intérieur du château en
criant : abaiffez le pont, abaiffez le pont.

M. Louis Desflüe, officier du régiment de
Salis-Samatte , qui avoit toujours refté dans la
cour de l'intérieur avec fes trente-deux hommes,
leurs adreffa la parole à travers une efpece de
crû qui fe trouvoit auprès du pont-lévis,

que l'on vouloit bien fe rendre & pofer les
armes, fi toutefois ils promettoient de ne pas
maltraiter n'y maffacrer la garnifon: le peuple
répondit qu'il falloit que tout foit égorgé : cet
officier écrivit fur le champ une capitulation où
il étoit dit, que s'ils ne vouloient point ac-
quiefcer à la demande qu'il leur faifoit, qu'il
y avoit 30 milliers de poudre dans l'intérieur,
que l'on fauroit s'en fervir plutôt que de s'ex-
pofer à être égorgé par le peuple ; après qu'ils
ont eu pris cette capitulation, & après l'avoir lue,
les affiégeans fe mirent à crier: abaiffez votre
pont, il ne vous arrivera rien.

C'eft fur cette promeffe que le gouverneur
donna les clefs du petit pont-le-vis, qu'il avoit
dans fa poche, aux nommés Gaillard, caporal,
& Perrot, bas-officier, qui ouvrirent la porte
& baifferent le pont.

Il eft certain que fi la garnifon avoit fu le
malheur qui alloit leur arriver, elle ne fe feroit pas rendue, & n'auroit ouvert & baiffé
le pont qu'après qu'on lui auroit apporté l'ac-
ceptation fignée de la ville, avec des otages
pour fûreté de la capitation.

La porte ne fut pas plutôt ouverte, que ce
peuple fe précipita dans la cour du château, &
tomba fur les bas-officiers qui avoient appuyé
leurs armes le long du mur, à droite en en-
trant